COMMENT ON SE DÉFEND

CONTRE LES

ACCIDENTS DE LA MENSTRUATION

PAR LE

Dr A. BARATIER

Membre de la Société d'Anthropologie
Membre des Sociétés de Médecine Publique et d'Hygiène
Membre Honoraire de la Société Protectrice de l'Enfance
Lauréat de l'Académie

Prix : 1 franc

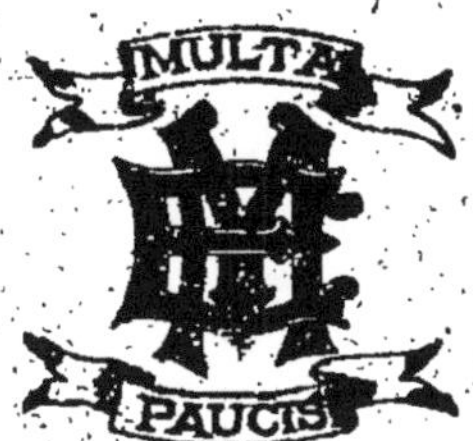

PARIS
ÉDITION MÉDICALE
29, RUE DE SEINE, 29

COMMENT ON SE DÉFEND

CONTRE LES

ACCIDENTS DE LA MENSTRUATION

DU MÊME AUTEUR

Les Vaginites (1 volume), épuisé.
Les Frontières de l'Alcoolisme (1 volume), épuisé.
Les Victimes de l'Alcool (1 volume), **2 fr. 50.**
Comment on défend ses Mains (1 volume).
Comment on défend ses Pieds (1 volume).
Comment on défend ses Enfants (1 volume).
Comment on défend sa Vessie (1 volume).
Comment on défend sa Santé (T. I : Les Aliments).
Comment on défend sa Santé (T. II : Les Boissons).
Comment on se défend contre les Accidents de la Menstruation.

Pour paraître prochainement :

Comment on se défend contre les Accidents de la Ménopause (1 volume).

LXIX

COMMENT ON SE DÉFEND

CONTRE LES

ACCIDENTS DE LA MENSTRUATION

PAR LE

Dr A. BARATIER

Membre de la Société d'Anthropologie
Membre des Sociétés de Médecine Publique et d'Hygiène
Membre Honoraire de la Société Protectrice de l'Enfance
Lauréat de l'Académie.

Prix : 1 franc

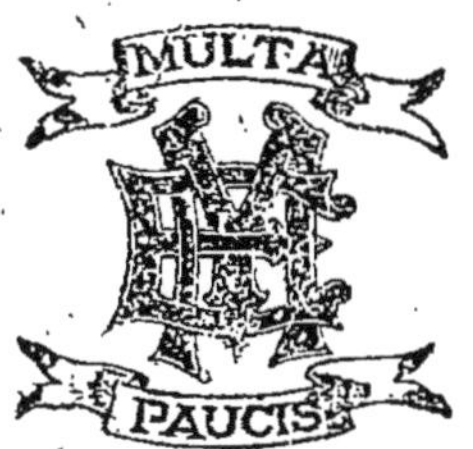

PARIS
L'ÉDITION MÉDICALE
29, RUE DE SEINE, 29

INTRODUCTION

Par suite d'une pudeur mal placée, d'indifférence regrettable ou de préjugés ridicules, la jeune fille, arrivée à la veille de sa puberté, reste ignorante des crises de la menstruation qui vont l'assaillir; et la plupart des jeunes femmes considèrent comme secondaires les soins minutieux qui doivent entourer cet acte capital de leur vie génitale.

De cette ignorance et de cette indifférence résultent des maladies.

Plus tard, quand les organes de la génération sont malades, quand les douleurs, les malaises et les souffrances viennent ébranler leur santé chancelante, ces insouciantes, qui n'en faisaient qu'à leur tête, et qui dédaignaient les conseils qu'on leur donnait, n'ont pas de récriminations assez fortes contre le malheureux médecin qui les soigne, les laisse souffrir. Ces femmes, et elles sont légion, qui souffrent au moment de leurs époques et qui sont malades par leur *seule faute*, veulent être guéries aussitôt atteintes, elles veulent même être guéries avant de tomber malades, et comme il est assez difficile de satisfaire leur prompte volonté, elles maudissent et la médecine, et les médecins !

Or, ne feraient-elles pas mieux de s'accuser elles-mêmes ?

Les organes génitaux externes et internes de la jeune fille et de la jeune femme sont des objets fragiles et délicats, que l'on doit entourer avec toutes les précautions possibles, d'une façon régulière et continue, si l'on veut leur conserver leur entière intégrité. Or, les soins minutieux qu'ils exigent, les précautions continuelles qu'ils réclament, comment les leur donner si on les ignore ou si on néglige de les appliquer ?

C'est dans ce petit volume, minuscule par sa forme, mais considérable par son fonds, que j'ai exposé, d'une façon succincte mais complète, les divers accidents qui peuvent survenir avant, pendant et après la menstruation ; en le lisant, la femme, quelle qu'elle soit, saura éviter la souffrance, saura enrayer les malaises, saura prévenir les maladies qui peuvent se produire pendant sa vie génitale, et en apprenant « *Comment on se défend contre les accidents de la menstruation* », elle se mettra à l'abri, tant pour le présent que pour l'avenir, des malaises, des indispositions, ou des affections graves qui la guettent à tous les instants de son existence féminine. Ici, comme en toutes choses d'ailleurs, c'est en prévenant le mal que l'on évite la maladie.

COMMENT ON SE DÉFEND
CONTRE LES
ACCIDENTS DE LA MENSTRUATION

I

Puberté et Menstruation.

A l'époque de l'adolescence, époque variable selon les individus, selon les races et selon les climats, une grande révolution s'opère chez les êtres de l'un et de l'autre sexe : l'*enfance* évolue vers la *maturité* par la force même de la nature. Des organes, ceux de la génération, muets jusqu'alors, ou dont les influences ont été peu marquées jusqu'alors dans la plupart des cas, augmentent de volume, prennent des caractères virils et deviennent le siège de sensations, de spasmes, d'éréthisme et de besoins tout à fait nouveaux.

Le corps accuse des formes plus marquées ou des traits plus graciles ; la voix perd son timbre enfantin, acquiert plus de force, plus d'étendue, plus de résonnance ; elle devient plus grave, plus sonore, plus moelleuse ou plus veloutée. Les parties sexuelles s'ombragent de plus en plus ; d'autres parties du corps, comme les aisselles, le centre de la poitrine, le menton, la lèvre supérieure et la partie latérale de la face se couvrent, chez le jeune garçon, de poils plus ou moins nombreux, doux et soyeux, qui prendront de la rudesse en avançant en âge ; chez la jeune fille, les seins se dessinent plus largement, ils augmentent de volume rapidement, et le mamelon central prend une forme arrondie. d'une couleur rose, tranchant nettement sur le teint blanc et mat de la peau avoisinante.

Mais, tandis que le jeune garçon voit, sans troubles et sans malaises sensibles, évoluer sa virilité, il n'en est pas de même chez la jeune fille, qui traverse cet âge ingrat parfois avec difficulté et qui, par le fait même de sa nature complexe et délicate, offre plus de prise aux accidents que fait naître ce changement d'organisation dans sa constitution intime.

Cet acte physiologique qui menace la jeune fille pubère et qui, par la suite, peut être une cause de gêne et de souffrance pour la jeune femme comme pour la femme d'un âge mûr, c'est la *menstruation ;* un écoulement sanguin s'établit par les voies de la génération, et, périodiquement, cette perte mensuelle surviendra jusqu'au terme final de la vie génitale.

Or, non seulement cette fonction nouvelle imprimera son cachet spécial sur l'organisme physique de la jeune fille, mais encore elle aura une répercussion considérable sur son être intellectuel et moral. Sous l'influence de sa menstruation et de sa puberté, purs phénomènes de cause à effet, cette même jeune fille, naguère rieuse et folâtre, insouciante et apathique, curieuse et indiscrète, devient plus attentive, plus sérieuse, plus réfléchie ; son maintien devient grave et circonspect, son visage se compose, son corps se cambre et tout indique, chez elle, que l'heure de la réserve et de la pudeur a sonné. A cet âge, enfin, la jeune fille semble avoir compris le charme de l'innocence, l'empire de la vertu et l'immense influence qu'elle doit exercer dans la société, et comme femme, et comme épouse, et comme mère.

Et tandis que la frêle jouvencelle nimbe son front timide sous un voile de pudeur et de grâces, le jeune garçon pubère devient, au contraire, décidé, hardi, impétueux, audacieux et téméraire.

Sous l'influence de la puberté, ces deux êtres qui, peu avant, étaient semblables l'un à l'autre en tous points, se transforment en deux êtres distincts, qui vivront jusqu'à la fin de leur existence distincts l'un de l'autre, dans toutes les phases de la vie, bien qu'ils soient, l'un et l'autre, leur inséparable complément !

Et c'est à la puberté seule qu'est due cette inéluctable différenciation. . . . .

On donne le nom de *menstruation* à une fonction physiologique de l'organisme qui se manifeste chez la femme, d'une façon temporaire et intermittente, par un ensemble particulier de phénomènes dont le plus apparent est un écoulement sanguin à travers les voies génitales. Cet écoulement sanguin porte le nom de *menstrues*, et prend son origine dans la *muqueuse utérine*.

Menstruation et menstrues sont les termes que l'on emploie pour désigner la cause et l'effet ; dans le public, cette fonction est connue sous les noms de *règles*, d'*époques*, de *mois*, de *pertes menuselles* ou *catéméniales;* la première menstruation qui a lieu chez la jeune fille porte le nom ordinaire de *formation.*

D'une façon générale, excepté en temps de grossesse, tous les mois ou plus exactement tous les vingt-huit jours, et pendant toute sa vie génitale, la femme est réglée ; c'est cette mensualité même qui est l'origine du mot *menstrues* (de *mens*, en latin, qui veut dire mois). Ces crises périodiques sont dues à un phénomène physiologique ; chaque mois un *ovule* se détache de l'*ovaire* et avec cette ovulation coïncide un écoulement sanguin par les voies génitales.

Toutes les femmes ne sont ni formées, ni réglées de la même manière ; il existe pour chaque personne une véritable disposition particulière, une idiosyncrasie propre, qui la différencie d'une façon spéciale des autres femmes.

D'une façon générale, l'époque de la menstruation varie selon les climats, les constitutions, les tempéraments, les maladies, les habitudes, les mœurs et même l'hérédité. Dans les régions équatoriales, les jeunes filles sont généralement réglées de *huit* à *onze ans;* néanmoins, quelques races spéciales de négresses ne seraient réglées qu'à *douze* et *quinze ans;* dans nos climats tempérés, la menstruation s'établit de *treize* à *seize ans;* enfin, dans les pays froids, ce phénomène est encore plus tardif.

La jeune fille nerveuse et irritable est réglée avant celle qui est molle, indolente et lymphatique; la jeune fille forte, robuste, jouissant d'une bonne santé, est formée avant celle qui est faible, malingre et cacochyme. Enfin, dans les villes, chez les jeunes personnes qui sont présentées de bonne heure dans le monde, qui fréquentent les bals, les spectacles et la vie fastueuse, dont les sens sont vivement et prématurément excités, soit par la lecture des romans licencieux, soit par l'onanisme, soit par des contacts sexuels trop hâtifs, l'apparition des règles est plus précoce que chez les jeunes filles de la campagne. Ces dernières influences doivent être prises en considération, car il n'est pas indifférent que la menstruation soit hâtive ou tardive ; les femmes formées de très bonne heure, ainsi que l'a observé Tissot, sont généralement, pendant toute leur vie, faibles et languissantes ; capables de concevoir et mariées trop tôt, elles donnent souvent le jour à des êtres faibles comme elle, et leur organisme souffre et pâtit de cette précocité.

Il est des jeunes filles qui ont l'heureux privilège d'être réglées sans secousse aucune ; elles sont formées d'*emblée*, pourrait-on dire ; mais ces cas sont rares, et si ces jeunes filles sont heureuses sous ce rapport, du moins elles ne sont pas nombreuses, car, dans la grande majorité des cas, il en est loin d'être ainsi.

Les signes et les symptômes de la première menstruation sont multiples et peuvent se présenter isolément ou simultanément ; les pesanteurs de la tête, la somnolence, les vertiges, les bouffées de chaleur, la difficulté de respirer, quelques crampes et spasmes nerveux, un sommeil lourd et profond existent, soit pendant une période plus ou moins longue qui précède l'apparition des premières règles, soit pendant les jours qui vont marquer les débuts de la formation. Bientôt des douleurs dans les lombes, dans les aines, dans les cuisses, dans la région hypogastrique, et principalement au niveau du pubis et du sacrum, se font sentir avec plus ou moins de violence, soit d'une façon continue, soit d'une façon intermittente. Ces symptômes peuvent apparaître pendant les quelques mois qui précèdent les époques pour disparaître pendant quelque temps, ou bien ne précéder que de quelques jours seulement d'autres signes plus manifestes de l'arrivée du flux menstruel. C'est alors que l'on observe, tantôt insidieusement, tantôt brusquement, un écoulement jaunâtre, sanguinolent ou sanglant, plus ou moins abondant, soit pur, soit mélangé à des mucosités blanchâtres ; cet écoulement se produit par la vulve, et l'entrée des voies génitales est le plus souvent irritée, tuméfiée, et douée d'une sensibilité extrême ; les petites lèvres et surtout les grandes lèvres, sont le centre de démangeaisons, de cuisson, voir même de brûlement et secrètent, parfois avec assez d'abondance, une sorte de liquide muqueux et gluant. Au moment de l'apparition de cet écoulement, quelques jours avant ou quelques jours après il n'est pas rare de constater des troubles du côté des futurs organes de la lactation ; les seins se gonflent, durcissent, deviennent proéminents, et sont le siège de douleurs plus ou moins vagues, de pesanteur et de fourmillement ; le mamelon peut devenir turgescent et rigide au plus léger attouchement ; il est égalment assez douloureux. Enfin, des maux de nerfs, de la tristesse, de l'abattement, de la lassitude physique et morale, de la fatigue généralisée, une grande sensibilité, une propension à la colère, à l'emportement, à l'impatience, une surexcitation nerveuse, des larmes, des soupirs, des angoisses, et tout ce que l'on appelle affections de l'âme ou passions sont les préludes habituels de la menstruation. Néanmoins, tous ces signes qui se rapportent, les uns, à un état de pléthore, les autres, à une irritation de l'utérus et de ses annexes; les derniers, à une exaltation nerveuse, ne précèdent pas, n'accompagnent pas, ou ne suivent pas toujours, la première menstruation; ils diffèrent selon l'organisme même des sujets, et tous, quels qu'ils soient, disparaissent généralement en même temps que ces premières règles.

La menstruation ne s'établit pas d'une façon régulière et complète dès le début de la formation; tantôt la jeune fille qui a *vu une fois*, restera deux ou trois mois, souvent davantage, sans voir apparaître ses nouvelles époques; tantôt, au contraire, elle aura des pertes sanguinolentes deux ou trois fois dans un laps de temps relativement restreint, tantôt enfin le flux menstruel reviendra, tous les mois, en augmentant chaque fois en abondance pour finir par s'établir complètement, à termes fixes, d'une façon définitive et absolument régulière.

Il existe des cas, extrêmement rares d'ailleurs, où par suite d'un *tempérament génital* exceptionnel, la menstruation s'effectue avec une précocité remarquable. C'est ainsi que l'on a observé des fillettes être réglées d'une façon parfaite à *dix ans*, à *huit ans*, à *six ans*, et même à l'âge de *trois ans* ; chez ces enfants, les seins étaient très apparents, les organes génitaux externes garnis de poils et le corps très bien constitué. On cite, dans la littérature médicale, deux cas absolument surprenants : ceux d'une enfant de neuf mois, et d'une autre de onze mois qui, venues au monde avec des seins développés et des organes sexuels chargés de duvet assez épais, étaient l'une et l'autre réglées normalement. A côté de ces exemples que l'on peut qualifier de véritables monstruosités, il n'est pas rare de rencontrer dans nos climats, des jeunes filles qui ne sont formées qu'à l'âge de dix-huit, vingt, vingt-trois et même vingt-six ans. Ces faits sont des anomalies que j'ai cru devoir mentionner à titre de simple curiosité scientifique.

Une fois les règles établies d'une façon définitive et régulière, pendant une trentaine d'années, en moyenne, chaque mois voit réapparaître les menstrues, sauf pendant la grossesse ou le cours de maladies spéciales.

La *quantité* du sang perdu à chaque époque cataméniale varie non seulement d'une femme à l'autre, mais encore diffère également d'une façon considérable à chaque époque ; tandis que certaines personnes perdent à chaque époque six ou sept cents grammes de sang, et parfois davantage, d'autres, au contraire, voient cet écoulement se réduire à cent grammes à peine, parfois même à une quantité plus minime encore. Ces différences se retrouvent également, mais avec un écart moins prononcé, aux diverses époques d'une même personne ; tantôt sans aucun motifs appréciables, une femme aura des règles abondantes, tantôt ces mêmes règles seront discrètes, tantôt elles seront presque nulles. Si parfois ces quantités différentes et irrégulières de sang émis à chaque époque, sont purement l'effet d'un *modus agendi* purement physiologique, et ne dépendant d'aucun état morbide, il n'en est pas de même dans le cas où cette richesse sanguine est sous la dépendance seule, soit de remèdes et de médicaments spéciaux, soit d'une alimentation tonique, excitante et abondante, soit d'un changement de climats, d'exercices hygiéniques ou musculaires, soit enfin des rapports sexuels. Sous ces influences diverses et variées, une femme, irrégulièrement et peu abondamment réglée, perdant à chaque époque des quantités minimes de sang, peut voir ses règles se succéder avec régularité, avec abondance et dans de bonnes conditions.

Dans des circonstances opposées, c'est le contraire que l'on peut observer. Des femmes normalement réglées, ayant un flux menstruel, abondant et régulier, peuvent voir, sous l'influence de chagrin, de misère ou de mauvaises conditions hygiéniques, ces règles devenir minimes, irrégulières et douloureuses.

Le sang *seul* ne constitue pas le flux menstruel ; il se trouve mélangé en des proportions variables avec des mucosités. Au début de chaque époque, les mucosités se rencontrent avec une grande abondance dans le liquide cataménial, et le sang n'existe qu'en très petite quantité ; peu à peu le liquide sanguinolent devient plus abondant, l'écoulement menstruel se colore de plus en plus, et bientôt il se trouve constitué par du sang pur. A ce moment, c'est-à-dire vers le milieu des règles, ce sang est rouge, très liquide, un peu poisseux, et très foncé en couleur; il répand une odeur spéciale, due surtout à des mucosités vulvaires et vaginales; sa viscosité tient également à ces mêmes produits. Le sang à ce moment est alcalin et ne se coagule pas; son acidité est provoquée par le mucus vaginal. Au bout de un, deux, ou trois jours, la quantité de sang diminue; le liquide devient moins foncé, l'odeur est moins accusée, et l'écoulement reprend son apparence du début des règles; il est un peu coloré en rose, chargé de mucosités vaginales et vulvaires, pour finir par un liquide blanc ou blanc jaunâtre. A cette période ultime, le flux cataménial, plus ou moins abondant, est franchement acide.

Il est bon de faire remarquer ici que le sang menstruel n'est nullement *vénéneux*, comme on le croit avec une conviction profonde dans le public; si sa présence occasionne sur la vulve, sur les cuisses ou même sur le gland et le prépuce de l'homme, à la suite d'un coït intempestif, des cuissons, des brûlements et une certaine irritation, cela tient surtout à l'acidité, à la malpropreté des organes génitaux à cette période et aux mucosités abondantes qui les recouvrent.

L'écoulement des règles se fait généralement d'une façon continue et se décompose en trois temps : début, état, déclin. Ces trois périodes, phase d'apparition ou initiale, phase moyenne ou d'état, phase terminale ou de déclin, se succèdent sans discontinuité; cette évolution menstruelle dure de un à six jours. D'une façon moyenne, dans nos climats, les règles durent de trois à six jours ; mais cette durée n'a rien d'absolu, et varie selon les individus. Tandis que l'on rencontre des femmes chez lesquelles le flux menstruel n'apparaît que pendant deux jours, un jour et même seulement quelques heures, et moins encore ; chez d'autres, au contraire, cet écoulement sanguin se prolonge pendant dix, douze, quinze jours et parfois même davantage. Entre ces deux extrêmes, se place la durée normale des règles qui est *quatre jours*. D'ailleurs, il est à remarquer qu'il existe un certain rapport entre la durée des époques et la quantité de sang perdu ; les règles abondantes sont également prolongées et aux écoulements de faible intensité correspond une époque de faible durée. De plus, comme je l'ai dit plus haut, les règles peuvent être irrégulières, dans leur quantité et leur durée, chez la même femme, pendant plusieurs périodes consécutives ; à une menstruation abondante peut succéder une seconde menstruation très faible et ensuite survenir une troisième époque d'intensité moyenne. Ces faits normaux, selon la constitution des femmes, se rencontrent tous les jours, et ne doivent effrayer en rien les personnes qui y sont sujettes, quand ils ne sont pas accompagnés de troubles pathologiques des autres parties de l'organisme.

Les règles sont intermittentes et périodiques. D'une façon normale et générale, le flux menstruel apparaît tous les mois, après un intervalle qui peut varier entre *vingt cinq* et *trente jours*. Cette périodicité peut être altérée selon les sujets ; de même que pour la durée et

2

la quantité de l'écoulement sanguin, on peut rencontrer des anomalies dans l'intermittence des époques ; c'est ainsi que certaines femmes *voient leurs mois* tous les quinze jours, tous les vingt jours, tous les dix jours ou toutes les cinq ou six semaines ; ces irrégularités dans la périodicité peuvent se produire soit dès le début de la formation, soit dans le cours de la vie génitale ; elles sont dues soit à un état particulier de l'ovaire, soit à des grossesses plus ou moins nombreuses, soit à des maladies, soit, enfin, à un changement profond dans les habitudes, l'alimentation, l'hygiène et les milieux habités.

Dans un grand nombre de cas, dans l'intervalle qui sépare deux époques cataméniales consécutives, il n'est pas rare d'observer au milieu de cette période des signes et des symptômes caractérisant la venue des règles, sans toutefois qu'aucun écoulement sanglant se manifeste. Ces troubles qui peuvent durer quelques jours et qui sont la reproduction exacte des prodromes des véritables époques, se rencontrent souvent chez les femmes nerveuses ou hystériques ; il peut même arriver parfois qu'une petite hémorragie survienne à ce moment en constituant des *règles surnuméraires*.

De longue date, l'esprit public étant surtout porté vers le surnaturel, la périodicité des menstrues a été attachée aux révolutions lunaires, à cause surtout de leur apparition tous les vingt-huit jours, d'une façon moyenne ; c'est une erreur absurde qui ne repose sur aucun fait et, insister, serait douter du bon sens de mes lectrices.

Maintenant que nous connaissons, d'une façon sommaire, tout ce qui se rapporte à l'évolution normale de la menstruation, nous allons montrer quelles sont les précautions que la jeune fille doit prendre au moment de sa formation et de quels soins doivent s'entourer la femme et la jeune fille au moment de leurs époques cataméniales.

Alors que le jeune adolescent franchit le cap de la puberté sans secousse aucune et sans troubles physiques et moraux susceptibles d'entraver la bonne harmonie de son organisme, il n'en est pas de même, au contraire, pour la jeune fille qui s'achemine vers ces préludes délicats de sa formation.

Tout d'abord, il existe généralement, vers l'âge de douze, de treize ou de quatorze ans, un degré de croissance qui met la jeune fille dans un état de délabrement corporel assez intense; si à cette même phase de son existence apparaissent également les premiers signes et les premiers symptômes de la menstruation, il est évident que son organisme tout entier se trouvera dans un état de faiblesse considérable, qu'il sera moins apte à supporter l'assaut doublement pénible dont il va être l'objet, et qu'il ne possédera que faiblement le degré de résistance nécessaire pour lutter avec avantage contre ces secousses physiques et morales. Un état de faiblesse, de langueur et d'anémie plus ou moins profondément marqué est le premier ennemi que l'on rencontre chez la fillette qui va évoluer vers sa puberté; les pâles couleurs, l'anémie, la chlorose, les digestions difficiles, le manque d'appétit, l'essoufflement facile, la fatigue prématurée, les maux de tête, la lourdeur corporelle et une quantité d'autres malaises moins prononcés, sont presque toujours les avant-coureurs et les signes d'approche de la menstruation, et c'est, dès ce moment, que l'on doit agir sur son organisme pour renforcer un terrain trop aisément facile à s'amoindrir. Dès le commencement de cette première période, on doit relever les forces de l'adolescente et empêcher son être de s'affaiblir ; la vie au grand air, la gymnastique, une alimentation abondante et nutritive, les distractions fréquentes, un certain repos intellectuel, les grands bains froids ou chauds, un sommeil réparateur, des boissons stimulantes mais ne contenant pas d'alcool, quelques toniques généreux et quelques fortifiants seront les meilleures règles de conduite à suivre pour relever l'inertie du corps et prévenir un affaiblissement funeste. Au contraire, la jeune fille est-elle grosse, chargée d'embonpoint, de pléthore et de sang ? C'est à un régime alimentaire végétal et léger que l'on devra avoir recours ; les exercices corporels, les jeux bruyants, la gymnastique, les longues promenades, les grands bains, surtout les bains froids en mer ou en piscine, les boissons rafraîchissantes, les purgatifs anodins et un peu de fatigue cérébrale seront, en ce cas, les meilleurs moyens de faciliter les premières menstruations. La fillette est-elle nerveuse ? On évitera avec précaution, par tous les soins possibles, d'augmenter sa sensibilité ; on aura la prudence de la soustraire aux émotions violentes, aux excitations morales, à la vue des choses pénibles qui peuvent encore accroître la tension de ses nerfs ; le grand air, les voyages, les longues courses à pied, à bicyclette ou en automobile, la gymnastique, l'équitation, l'escrime, la natation, une alimentation légère, plutôt végétale qu'animale, des boissons rafraîchissantes et le calme de l'esprit et des sens, seront les meilleurs adjuvants que l'on pourra donner à la période critique du début de sa formation. Se trouve-t-on en présence d'une enfant d'un tempérament mou, chétif, lymphatique et maladif ? La fillette habite-t-elle des lieux bas, humides, malsains et mal aérés ? On aura recours à un bien-être général, à une habitation hygiénique, à une alimentation saine, substantielle, plutôt animale que végétale, au grand air, aux exercices corporels modérés, aux longs repos, à un bon sommeil, aux toniques, aux amers, à l'huile de foie de morue, aux vêtements chauds, à la flanelle, aux bains de mer, au séjour à la campagne ou sur les plages maritimes ; on évitera la fatigue cérébrale, les émotions vives, les peines morales et le surmenage physique.

Dans tous ces cas, c'est donc sur le *terrain organique* qu'il faudra d'abord agir, selon le point délicat pour arriver insensiblement à la rendre propre à résister avec énergie à l'assaut que va lui livrer l'apparition des règles.

Le moment de la première menstruation est arrivé et, comme je l'ai dit déjà, il est rare que ce premier flux sanguin s'établisse sans secousses, ni sans troubles. C'est le contraire qui arrive le plus souvent.

Arrivée à cette phase critique de sa puberté, la jeune

fille a besoin des soins d'une mère, et cette mère devra l'entourer de tout son amour, pour l'aider à franchir ce passage difficile et douloureux. On devra la *prévenir* de ce qui va se passer, et surtout ne pas l'*effrayer*.

Dès l'apparition des douleurs vagues et confuses à la région lombaire, sacrée ou pubienne, le repos au lit sera utile. Des frictions légères sur les reins avec une pièce de flanelle sèche ou imbibée de baume tranquille, d'huile d'amandes douces, d'huile laudanisée ou de liniment belladoné calmeront ces douleurs ; la pièce de flanelle, après les frictions, pourra rester sur la région douloureuse ; des cataplasmes légers, chauds, émollients, parsemés de quelques gouttes de laudanum seront également d'une grande utilité et soulageront la patiente ; toutefois, ces cataplasmes ne devront pas être trop épais, à cause de leur poids qui gênerait la malade ; leur place de choix sera le bas-ventre, toute la région pubienne et même la vulve ; on aura soin de les remplacer dès que leur température s'abaissera.

Si au bout de deux ou trois jours les souffrances étaient aussi aiguës, sans qu'aucun écoulement ne vienne à se montrer, si la pesanteur et la lourdeur augmentaient dans le bas-ventre avec des irradiations douloureuses dans les aines et dans les cuisses, on aurait recours aux petits bains de siège prolongés ou grands bains généraux ; la température de l'eau ne devra pas être élevée, et ces immersions, d'une durée de vingt à trente minutes au plus, pourront être renouvelées deux ou trois fois par jour ; les fumigations génitales avec des bains de genièvre donneront aussi de bons résultats. Pendant ce laps de temps, la jeune malade prendra une nourriture légère ; quelques boissons stimulentes seront indiquées quand les coliques utérines seront prolongées et c'est au tilleul, au thé léger ou à la menthe que l'on devra avoir recours; le vin blanc léger, chaud et sucré, pris à petites doses répétées, donnera également de bons résultats. Si la situation persistait outre mesure et troublait profondément l'état général de la fillette, on ferait prendre quatre cachets 0.25 de sulfate de quinine dans les vingt-quatre heures, ou quelques cuillerées à café d'*Élixir de Virginie*, de Moride, l'excitant et le régulateur du système veineux par excellence.

Une fois l'écoulement sanguinolent apparu, les douleurs se calment généralement ; si elles persistaient, les cataplasmes laudanisés suffiraient à calmer la souffrance. Au bout de un ou deux jours les règles véritables se montrent et, pour plus de précautions, la jeune fille pourra rester au lit ou garder le repos à la chambre. Pendant cet écoulement, la nourriture sera légère, peu excitante ; on évitera toute émotion, toute peine ou toute fatigue physique ou intellectuelle ; la lecture sera d'une grande distraction ; la chambre sera largement aérée en été, à une douce température en hiver ; le lit, ni trop dur ni trop mou, sera garni de draps pliés en huit et placés sous le siège de la malade, ou mieux d'une large plaque de feutre ou de gros tissu molletonné ; ces linges qui recevront directement le sang menstruel seront changés deux ou trois fois par jour.

Une fois que la période d'état de l'écoulement catéménial sera passée, et que seul persistera le flux de mucosités plus ou moins abondantes, le repos au lit ne sera plus nécessaire ; les douleurs n'existeront plus et seul un peu de courbature pourra persister. Pendant cette période de déclin, on augmentera le degré d'alimentation, on permettra quelques promenades dans l'appartement, dans le jardin en été ou dans la serre en hiver, et insensiblement la jeune patiente reprendra ses habitudes normales. Après la disparition complète de tout écoulement un grand bain tiède et prolongé sera utile, à tous les points de vue, et quelques petits bains de siège pouvant être pris pendant la semaine qui suivra la formation. D'ailleurs, par mesure de simple propreté et pour éviter les excoriations qui pourraient survenir soit à la vulve, soit aux cuisses, il sera prudent pendant toute la durée de l'écoulement muco-sanguinolent et sanglant, de déterger les parties génitales au moyen d'une fine éponge imbibée d'eau douce additionnée d'acide borique. A la suite de ces écoulements, pendant quelques jours, on pourra également, après la toilette intime, saupoudrer la vulve avec de la poudre d'amidon, de riz, de lycopode ou de la fécule de pommes de terre.

Lorsque, par suite de préjugés ridicules ou de sentiments de pudeur mal placés, une fillette n'a pas l'habitude de procéder tous les jours à un lavage complet de ses organes génitaux externes, cette toilette intime s'impose d'une façon absolue une fois qu'elle est réglée ; c'est une mesure que l'on doit prendre d'une manière formelle et qui ne peut que rendre de signalés services, à tous les points de vue, au moral comme au physique.

Une fois cette première menstruation effectuée, il est rare que les époques apparaissent avec régularité pendant les premiers mois qui suivent : une ou deux périodes peuvent faire défaut ; puis, des règles se montrer avec une intensité variable en durée et en quantité ; un certain laps de temps vient encore interrompre la périodicité cataméniale et ce n'est qu'au bout de plusieurs mois que, d'une façon générale, apparaît l'intermittence régulière et normale des règles chez les jeunes pubères.

A chacune de ces époques on devra suivre les conseils que nous avons indiqués ; néanmoins, les douleurs et l'excitation générale disparaissent au fur et à mesure que les règles s'établissent avec régularité, les soins à donner seront moins nombreux et moins complexes ; toutefois, le repos au lit ou à la chambre devra être observé à l'apparition ou pendant les quelques heures qui précéderont les menstrues. Toute fatigue, tout refroidissement, toute imprudence, seront évités autant que possible et on tâchera, par un régime alimentaire raisonnable (1), de donner à l'organisme toute la force dont il a besoin.

En avançant en âge, la jeune fille continuera ces mêmes soins, ces mêmes précautions, et ces mêmes règles hygiéniques ; jeune femme ou jeune mère, elle

(1) Lire *Comment on défend sa Santé par l'Hygiène*, 2 vol. du Dr A. Baratier.

fera ce qu'elle faisait au début de son évolution génitale et ne cessera jamais d'entourer ses organes intimes de toute l'attention nécessaire pour assurer leur intégrité parfaite.

D'une façon générale, quel régime les femmes doivent-elles suivre dans l'intervalle de leurs règles ? On évite tout ce qui peut exalter la sensibilité générale ou réagir sur l'influence de l'appareil génital. Les conseils de la coquetterie sont ici nuisibles; il en est de même des vêtements trop chauds, trop serrés ; des lits trop mous et surchargés de couvertures inutiles, et des bains froids ou des douches glacées, surtout quand l'écoulement menstruel existe ou est à la veille d'apparaître. Les mets excitants, les vins généreux, les liqueurs alcooliques, doivent être défendus; il en est de même pour certaines boissons glacées dont on abuse, à tort, pendant les grandes chaleurs. L'oisiveté, la paresse, la mollesse, l'usage des bergères, des chauffeuses, des chaises longues, des voitures trop douces, la station constamment assise, etc., préparent aux menstruations douloureuses, abondantes, ou à des hémorragies qui, peu à peu, minent, étiolent et rendent malades les jeunes filles et les jeunes femmes.

Quelles précautions les femmes doivent-elles prendre pendant leur époque menstruelle ? Elles fuiront les appartements ou les locaux trop chauds ou trop froids, afin de ne pas s'exposer à une perte ou à une suppression complète; elles éviteront les excitations génériques, l'onanisme, les *rapports sexuels*, les bals, les spectacles ou les fêtes mondaines se prolongeant fort avant pendant la nuit; ainsi que les longues stations assises et immobiles; les refroidissements subits, comme la marche sur un carreau froid et pieds nus, l'immersion du corps ou des membres dans l'eau froide ou glacée, le passage d'un lieu très chaud dans un lieu très froid, l'ingestion des boissons glacées, etc., seront également proscrits. Les vêtements seront de nature à annihiler les influences atmosphériques; leur changement devenu nécessaire pour toutes causes, sera fait avec prudence, dans un appartement chaud; enfin, aucun lien, aucune pièce d'habillement, aucun corset ou ceinture abdominale, n'exercera de compression sur le corps, sur le bas-ventre ou sur les seins. Le *chauffoir,* porté en tout temps est une habitude malsaine, déplorable et ridicule, source de multiples inconvénients.

Les femmes doivent-elles *se garnir* pendant l'écoulement du flux menstruel? Tout ce que l'on a dit et écrit contre l'usage de cette garniture n'a jamais porté que sur l'abus. En effet, comment une femme abondamment réglée, pourrait-elle vaquer à ses occupations sans avoir placé sur sa vulve un linge épais et spongieux qui empêche l'écoulement du sang sur ses cuisses, sur ses jambes et sur le sol, et qui satisfait aux exigences de la propreté et des convenances? D'un autre côté, comment conseiller cette prudence et cette précaution aux femmes qui perdent à peine quelques gouttes de sang? La serviette hygiénique ou le linge périodique ne sera mis en usage que pendant le flux menstruel; il sera appliqué de manière à ne pas trop comprimer les parties externes de la génération, à ne pas arrêter l'écoulement sanguin, et à ne pas froisser et irriter les organes ou les parties voisines. On le changera le plus souvent possible afin d'éviter le desséchement du linge, la dureté de ce dernier et l'odeur désagréable du sang écoulé. Cette poche périodique sera faite en toile de lin ou de chanvre, et son tissu sera fin, moelleux, doux et spongieux.

Pendant leurs règles, les femmes devront continuer leurs soins de propreté et procéder avec attention à cette toilette intime ; elles se laveront les parties sexuelles, les aines et le haut des cuisses avec de l'eau tiède ou froide (selon leurs habitudes), aromatisée, savonneuse ou boriquée; néanmoins, la prudence exige de l'eau tiède, surtout en hiver. Les digestions et les selles seront surveillées ; les exercices du corps en seront interrompus ou diminués qu'autant qu'ils nuiraient à la menstruation, soit en augmentant la perte du sang ou les douleurs qui l'accompagnent, soit en arrêtant ou en suspendant le cours du fluide menstruel. Enfin, on éloignera des femmes pendant leurs périodes cataméniales, toutes les émotions vives du cœur ou de l'esprit et on leur recommandera surtout de s'abstenir de tout coït, complet ou incomplet, par mesure de propreté d'abord, pour raison de santé ensuite.

Après les règles, une purgation légère sera utile. Une ou deux *Pilules de Cascarine du Dr Leprince*, prises le soir, avant de se coucher, pendant deux ou trois jours, suffiront.

II

Troubles de la Menstruation.

La menstruation peut être troublée par les maladies ou par un état défectueux de l'organisme ; ce sont ces troubles que nous allons étudier.

L'**Aménorrhée** est un état morbide caractérisé par l'*absence totale* ou la *suppression momentanée* des menstrues. Cette altération physiologique ou pathologique, qui se rencontre souvent chez un assez grand nombre de femmes, peut être provoqué, soit par un état maladif constitutionnel, soit par un vice de conformation ou de fonctionnement de l'utérus, ou du vagin, soit par le fait de la grossesse et de l'allaitement.

Il existe des cas où une femme, parvenue à l'âge de la puberté, bien portante, bien constitutionnée et ne présentant aucune tare pathologique héréditaire ou acquise, ne voit pas sa menstruation s'effectuer ; aucune manifestation de formation ne se présente chez elle et elle passe toute sa vie génitale sans jamais être réglée. Dans d'autres cas, une femme est réglée normalement pendant un certain laps de temps, et, après quelques mois ou quelques années, elle ne voit plus apparaître ses règles, sans causes ou motifs connus; dans d'autres cas, au contraire, ce n'est que pendant la grossesse que la femme voit ses époques survenir; en tout autre temps de vacuité utérine, il n'y a pas trace d'écoulement cataménial.

Dans tous ces cas, il s'agit d'aménorrhée réelle ; c'est une *anomalie* et il n'y a pas lieu d'intervenir immédiatement ou chirurgicalement : ce serait peine perdue.

En dehors de ces cas où la menstruation fait défaut d'une façon complète ou incomplète, le plus souvent, l'aménorrhée des jeunes filles ou des jeunes femmes, ou la suppression des règles quand elles se sont déjà montrées, tient à un vice constitutionnel, à un défaut de l'organisme par suite d'une altération plus ou moins générale de la nutrition. En premier lieu, il faut citer l'*anémie* comme cause de l'aménorrhée. Cette anémie, ou appauvrissement des globules sanguins, est provoquée soit par des hémorrhagies considérables et souvent répétées, soit par une longue maladie, soit par défaut d'alimentation et par misère physiologique. Le manque d'aliments en quantité suffisante, une alimentation non réparatrice par suite de la défectueuse qualité et la mauvaise composition de ces mêmes aliments, le manque d'exercices, le manque d'air pur et vivifiant, les fatigues excessives, le surmenage non compensé par l'alimentation, le défaut de propreté, le manque de lumière, les lieux humides et bas, les habitations malsaines rendues encore plus insalubres par suite d'une agglomération d'individus dans des réduits obscurs, l'encombrement des cités ouvrières, les afflictions et les peines morales, le changement brusque de vie, le milieu des grandes villes et des centres surpeuplés, les fatigues sexuelles exagérées, l'onanisme, etc., etc., sont les multiples causes qui produisent l'anémie, cause primitive et constitutionnelle de l'aménorrhée des jeunes filles. La *tuberculose* pulmonaire, les longues convalescences des maladies graves et les maladies chroniques sont les autres facteurs de l'aménorrhée. La *chlorose*, avec les pâles couleurs qui donnent aux filles et aux femmes malheureuses ce si triste aspect de l'anémie à son plus haut degré, est encore une des causes principales de la cessation constitutionnelle du flux cataménial. A côté de cette anémie, de cette chlorose et de ces affections cachectisantes, la *pléthore* met souvent un obstacle considérable à la formation ou au bon fonctionnement des menstrues. Cette exhubérance sanguine, due et entretenue par une alimentation riche en azote, surtout quand elle survient brusquement après une vie misérable, est une des causes de l'aménorrhée que l'on rencontre chez un grand nombre de jeunes filles qui quittent leurs chaumière pour vivre heureuses dans les grandes villes. Enfin, un état nerveux spécial, les peurs, les émotions vives, les grandes frayeurs, peuvent mettre obstacle pendant un temps plus ou moins long au cours régulier des règles.

A côté de ces causes primitives, il faut encore inscrire ici, comme facteur de l'aménorrhée temporaire, certaines habitations, certaines professions, certains métiers qui exposent les extrémités inférieures du corps à des refroidissements prolongés.

Enfin l'aménorrhée peut dépendre d'une cause purement *locale,* c'est-à-dire d'un vice de conformation des organes génitaux, soit de leur absence congénitale ou chirurgicale, soit de leur atrophie soit de diverses affections qui les ont détruits, soit d'un défaut de développement. Dans ces cas, assez rares, les organes génitaux internes manquent, l'utérus est absent, les ovaires sont détruits ou atrophiés congénitalement, ou des maladies graves, des tumeurs, des néoplasmes dangereux, les déforment ; il est donc naturel que le flux menstruel ne puisse se produire et qu'une aménorrhée existe *ipso facto*. D'ailleurs, ces absences des organes de la menstruation peuvent survenir soit à la suite de grandes opérations, de mutilations, ou manquent par suite de développement fœtal.

L'*imperforation* de la membrane hymen est une des causes les plus fréquentes de l'impossibilité de l'écoulemement cataménial ; c'est aussi une des plus favorable comme conséquence.

Enfin, l'aménorrhée peut avoir pour cause plus ou moins temporaire, l'immersion des pieds dans l'eau froide, la suppression d'un vêtement habituel, les refroidissements quand le corps est couvert de sueurs, les injections vaginales à l'eau froide pendant les périodes menstruelles, etc ; la suppression de la sueur des pieds, des transpirations abondantes, les pratiques exagérées de l'hydrothérapie, les saignées ou les hémorragies abondantes, les chutes, les coups, les travaux pénibles, etc, ont une action particulière sur la menstruation régulière et peuvent provoquer l'aménorrhée ; il en est encore de même avec l'usage de certains aliments, des indigestions réitérées, des excès de table, de l'abus des boissons alcooliques, de certains médicaments, comme l'opium et ses dérivés, ainsi que avec l'usage immodéré des *garnitures intimes* portées en tout temps. D'ailleurs toutes ces causes n'agissent que d'après le tempérament des femmes ; il arrive souvent que chez les unes ces causes multiples ont pour effet d'arrêter la menstruation tandis que chez d'autres elles augmenteront, au contraire, l'intensité et la fréquence de l'écoulement cataménial ; l'idiosyncrasie individuelle prime tout chez certaines natures, même quand il s'agit de colère, de passions vives, de contrariétés, de peines afflictives ou d'émotions violentes.

La *durée et la marche* de l'aménorrhée dépendent surtout des causes qui la provoquent ainsi que de leur nature. Tantôt la menstruation cesse brusquement, d'un seul coup, tantôt au contraire l'écoulement menstruel va insensiblement en diminuant, devient de moins en moins abondant à chaque époque, pour disparaître enfin complètement et réapparaître après un laps de temps plus ou moins considérable, après la guérison de la maladie ou du trouble fonctionnel qui l'a fait naître. Il est à remarquer que quelquefois cette guérison ne suffit pas toujours pour faire revenir les règles normalement ; quand il s'agit d'un affection incurable, locale ou générale, on doit comprendre aisément que l'aménorrhée persiste jusqu'à la fin de l'existence de la malade. (Dans certains cas, tels que cancers, fibromes ou tumeurs de l'utérus, des hémorragies abondantes remplacent l'aménorrhée qui s'est d'abord montrée au début).

La marche et la durée de l'aménorrhée sont donc essentiellement variables et se trouvent placées sous l'influence même des causes qui l'ont provoquée.

En dehors de l'absence du flux menstruel, qui est le symptome caractéristique de l'aménorrhée, on observe quelques accidents généraux un peu avant le moment où ce flux sanguin va cesser. Une leucorrhée abondante existe et peut même être un phénomène avertisseur de ce qui va se passer, quand elle n'est pas habituelle chez la femme ; des douleurs lombaires, de la pesanteur dans les aines, dans les cuisses et dans tout le bassin, des coliques sourdes et continues, de la plénitude dans les organes génitaux se manifestent d'une façon constante, et font croire à la femme, qui est à la veille d'être aménorrhéique, que des règles surnuméraires ou accidentelles vont survenir. A ces douleurs locales viennent se joindre d'autres symptômes généraux tels que vertiges, bouffées de chaleur, éblouissements, maux de tête, tintements et bourdonnements d'oreilles, gêne respiratoire, nervosisme, troubles digestifs, constipation et un grand nombre de petits malaises ayant pour siège les différents organes. Tous ces phénomènes pathologiques, plus ou moins accusés suivant les sujets, peuvent persister pendant un temps plus ou moins long avant la suppression des règles ; avant l'aménorrhée complète, entre deux époques, ils peuvent se faire sentir avec plus d'intensité et enfin apparaître avec toute leur gravité une fois que le flux menstruel a complètement disparu. Enfin, il est à remarquer que, par suite de prédisposition particulière, l'aménorrhée peut exister chez certaines personnes sans qu'aucun de ces symptômes généraux ou locaux ne se manifeste.

Une fois le flux menstruel *tari* et l'*aménorrhée absolument* constituée, de nombreux phénomènes peuvent se produire et se produisent d'une façon presque constante. Ces troubles organiques peuvent siéger sur différents appareils. Du côté des organes du bassin, l'utérus, les ovaires, le vagin, la vulve peuvent être le centre de congestion, d'inflammation, d'hémorrhagie ou d'irritation nerveuse ; du côté des organes digestifs, le foie, la rate, l'intestin, le rectum se congestionnent, les poumons s'irritent, le cerveau s'endolorit, les seins se gonflent et tout un cortège d'accidents ou de phénomènes douloureux peut envahir le corps tout entier. La congestion existe partout et de cette fluxion sanguine résultent presque toujours des *hémorrhagies supplémentaires* qui peuvent avoir lieu par n'importe quelle voie. C'est ainsi que dans l'aménorrhée datant depuis un certain temps, on a observé des hémorrhagies par les oreilles, par la bouche, par les voies respiratoires, par les hémorrhoïdes, par les gencives, par les seins, par les alvéoles dentaires, par des plaies, par des tumeurs variqueuses, par des ulcères, par l'ombilic, par les voies urinaires, etc., on peut mourir à la suite de ces pertes anormales, soit pendant ou après l'hémorrhagie même, soit peu après, par suite d'anémie aiguë consécutive. Ces flux anormaux sont généralement peu abondants, coïncident avec l'époque à laquelle devrait avoir lieu la menstruation et se répètent un nombre incalculable de fois. A la longue, ces hémorrhagies supplémentaires deviennent absolument irrégulières et plus fréquentes; souvent cette perte sanguine a pour siège plusieurs organes à la fois.

Quelle conduite à tenir devant une femme atteinte d'aménorrhée ?

Ce sont les *causes mêmes* de la suppression du flux menstruel qui doivent guider et instituer le traitement médical ou chirurgical.

Dans les cas d'*imperforation de l'hymen,* cas dans lesquels la première menstruation ne peut s'effectuer par suite d'impossibilité anatomique, c'est une petite opération anodine qui s'impose. Après cette légère intervention, la jeune fille se trouve à l'abri de tout accident ultérieur semblable (si toutefois, par la suite, des causes étrangères ne viennent pas troubler ses fonctions cataméniales).

Quand il s'agit d'aménorrhée passagère, *par suite de grossesse et d'allaitement,* la nature se charge seule de rétablir le flux menstruel.

Si des affections graves de l'utérus ou de ses annexes, tels que kystes de l'ovaire, cancers utérins, fibromes, métrites, antéversion, rétroversion, prolapsus, etc., sont les causes de cette suppression des règles, c'est à l'homme de l'art d'intervenir, seul il est juge en la matière et c'est à lui seul que l'on doit s'adresser.

Il en sera de même lorsque l'aménorrhée sera sous la dépendance d'une maladie aiguë ou chronique, d'une affection constitutionnelle, d'une déchéance organique, de fièvres profondes, d'intoxication, de vices et de troubles généraux, etc.; l'aménorrhée ne sera ici d'ailleurs, qu'un phénomène accolé à d'autres localisations d'une affection générale.

Quand l'aménorrhée n'est, au contraire, que temporaire, quand elle est l'indice d'une puberté tardive, quand elle dépend d'une anémie profonde, d'un manque d'alimentation, d'un défaut d'équilibre entre la dépense et le gain nutritif, d'un état nerveux excessif, d'un délabrement corporel et de misère physiologique, le *pronostic*, quoique grave, est moins dangereux et une hygiène régulière associée à une médication énergique pourra ramener l'ordre dans l'organisme perverti.

Au point de vue hygiénique, la jeune fille ou la jeune femme atteinte d'aménorrhée devra s'astreindre aux conseils indiqués au début de cet ouvrage, au sujet de la première apparition de règle. L'air pur, un régime alimentaire normal, sain, suffisant, abondant même s'il est nécessaire, la tranquillité de l'esprit, un travail en harmonie avec les forces de la patiente, un exercice modéré; la régularité dans les actes de la vie domestique; le calme des organes sexuels, un sommeil réparateur et des soins intimes en rapport avec l'état des organes malades seront d'une stricte nécessité.

Eviter l'affaiblissement de la malade, stimuler son organisme, régénérer son sang et fortifier son être, sont les buts multiples vers lesquels devra tendre la médication.

Des petites purgations légères, avec les *Pilules de Cascarine du docteur Leprince*, serait d'un bon adjuvant; elles décongestionneront l'intestin et réveilleront l'atonie du tube digestif; des boissons amères, stimulantes et rafraîchissantes seront prises avec régularité, soit aux repas, soit entre les repas; la gentiane, le houblon, le quassia-amara, le bois de quinquina, formeront la base de ces boissons. On décongestionnera le système veineux par l'emploi fréquent et intermittent de l'Hamamélis virginica, qui est la base de *l'Elixir de Virginie* de Moride, à la dose moyenne de deux cuillerées à café par jour, ou plus, selon le degré et la durée de l'aménorrhée. L'anémie elle-même sera combattue avec efficacité, à côté du régime alimentaire abondant et nutritif, par les *toniques*, par *le fer*, par *l'arsenic*. Les toniques abondent et parmi ceux qui ont fait leurs preuves depuis longtemps il faut néanmoins faire un choix. Le *Vin de Mariani*, à la coca du Pérou, dont la réputation est mondiale, sera la médication de choix pour relever et stimuler l'organisme alangui, à la dose d'un verre à madère avant chaque repas; les vins à base de kola, de quinquina et de glycérophosphate de chaux seront également de bons adjuvants; il en sera de même avec le vin de gentiane, de quassia amara; ils stimulent les fonctions de l'estomac.

La *kola*, le *colombo*, le *glycérophosphate de chaux*, l'*hémoglobine*, la *pepsine*, etc.; en potion, en vins, en granulés, ou présentés sous d'autres formes pharmaceutiques, relèveront également l'atonie des voies digestives et faciliteront l'ingestion et l'assimilation des aliments. L'anémie proprement dite est, dans la plupart des cas, passible des ferrugineux; néanmoins *toutes* les préparations martiales ne conviennent pas à cette forme d'appauvrissement sanguin ; il y en a même qui lui sont absolument contraires. Une des préparations qui s'accepte avec le plus de facilité, sans dégoûter, sans délabrer l'estomac, qui ne constipe pas, (l'écueil du traitement par le fer) et qui ne noircit pas les dents est celle qui est connue dans l'arsenal thérapeutique sous le nom de *peptonate de fer* (Robin) en gouttes concentrées ; ce médicament se prend à la dose de dix gouttes, deux fois par jour, au milieu des repas, dans un liquide quelconque. Le *Peptonate de fer de Robin,* ou fer assimilable, se trouve encore sous forme de vin ou d'elixir ; il se prend à la dose d'un verre à madère avant ou après les repas, ou d'une cuillerée à soupe à ces mêmes moments ; ce sont, sous toutes ces formes, de puissants toniques. Un autre ferrugineux sous forme d'élixir connu sous le nom de *Pepto-fer du docteur Jaillet,* est très précieux, il se prend à la dose d'une cuillerée à soupe avant le repas. Ces deux médicaments, formés de pepsine et de fer assimilable, donnent dans l'anémie aménorrhéique de très heureux résultats. Au traitement par le fer peut se substituer ou s'ajouter le traitement par l'*arsenic,* et l'acide cacodylique, mis tout dernièrement en relief par le savant professeur A. Gauthier, donne des effets thérapeutiques remarquables. Une des meilleures préparations de la médication cacodylique est l'*arsycodile ferrugineux,* en granules, du docteur Leprince ; deux ou quatre granules par jour, pendant un mois, redonnent une vigueur et une force remarquable aux anémiées, sans avoir pour résultat les effets fâcheux de l'irritation intestinale si commune avec les préparations arsénicales ordinaires. Les préparations phosphorées, ou à base de lécithine, donnent également des résultats satisfaisants.

Quand l'aménorrhée est *accidentelle* et se trouve occasionnée par un refroidissement, un chaud et froid, les boissons chaudes et stimulantes les pédiluves, les sinapismes aux cuisses, les bains de vapeurs locaux, les applications de ouate ou de flanelles chaudes sur l'abdomen et le bas-ventre seront un moyen pour faire réapparaître le flux menstruel ; ces mêmes précautions devront être prises également quelques jours avant l'apparition des règles suivantes.

Dans les troubles aménorrhéiques d'origine nerveuse, les sédatifs, le chloral, le valérianate d'ammoniaque, l'assa-fœtida, le bromure de potassium, seront les médicaments de choix. L'opothérapie, au moyen des *sucs ovariques* sera aussi très utile. D'ailleurs, dans ces cas, le traitement *moral* et *hygiénique* jouera, lui aussi un rôle important souvent même capital.

Dans les cas d'aménorrhée *pléthorique* brusque, et lorsque la suppression du flux menstruel provoque des phénomènes congestifs du côté du bassin ou des autres organes de l'économie, les sangsues à l'anus, une saignée générale, les ventouses, les sinapismes abondants les purgatifs répétés et une diète légère donneront une amélioration assez prompte ; par la suite on devra suivre un régime spécial et prendre l'avis d'un médecin selon les circonstances. Ces avis seront également indispensables quand l'aménorrhée sera sous la dépendance de *troubles utérins*, de maladies ou d'affection des organes de la génération, de la miction ou du tube digestif.

Dans tous ces cas d'ailleurs, la prudence exige que l'on ait recours aux soins médicaux ; c'est en attendant ces secours que l'on pourra atténuer les accidents en ayant recours aux conseils ci-dessus indiqués. On doit savoir *surtout* que les récidives sont d'une grande fréquence et que c'est par un long traitement que l'on peut arriver à la guérison.

La **Dysménorrhée** est un accident particulier qui est provoqué par l'*éruption difficile et douloureuse* du flux menstruel, soit au moment de la formation, soit pendant le cours de la menstruation et de la vie génitale de la femme. Néanmoins, c'est plutôt à la difficulté permanente et à l'irrégularité douloureuse de cette menstruation chez les jeunes filles ou chez la femme, déjà réglées depuis un temps plus ou moins long, que cette dénomination est réservée.

Des causes nombreuses peuvent provoquer la dysménorrhée et, parmi les plus fréquentes, on peut citer le tempérament nerveux, l'hystérie, la chloro-anémie et les névralgies utérines ou lombo-abdominales, dans ces cas, c'est la dysménorrhée *essentielle*. Les métrites, les lésions congestives de la muqueuse utérine et du col de l'utérus, les fibromes, les polypes, les affections de l'ovaire, l'irritation et l'excitation des organes génitaux, l'onanisme, la continence prolongée, les diathèses rhumatismale et goutteuse, etc., peuvent aboutir à une dysménorrhée *congestive*. Enfin, le rétrécissement ou l'étroitesse du col de l'utérus, les déviations utérines, les antéversion et rétroversion, les flexions angulaires antérieures, postérieures ou latérales, les cicatrices et les brides cervicales, conduisent très souvent à la dysménorrhée *mécanique*.

La crise dysménorrhéique ne débute pas brusquement; elle est précédée de symptômes douloureux qui évoluent pendant un certain laps de temps avant l'apparition des caractères typiques de cette affection. De même qu'au moment de la formation, on rencontre chez la femme atteinte de *règles difficiles et douloureuses* des sensations de lourdeur, de pesanteur et de chaleur au niveau de la vulve, du vagin et dans le petit bassin, ainsi que des coliques et des tranchées plus ou moins aiguës dans la région hypogastrique avec irradiation dans les cuisses, dans les aines et dans les lombes; il existe, le plus souvent, du ténesme vésical et rectal, de la gène pour uriner, un écoulement vaginal glaireux et la femme, pendant toute cette période, qui peut se prolonger pendant quelques heures ou quelques jours ou exister pendant une grande partie de l'intervalle des époques, est en proie, à un malaise général, à une inquiétude vague et permanente ainsi qu'à une agitation anxieuse. Souvent le visage exprime la souffrance, les yeux sont cernés, les traits tirés, le faciès est ou pâli par l'anxiété ou rendu rouge et vultueux par les poussées congestives; le ventre est ballonné, douloureux, sensible à la moindre pression et de véritables contractions, analogues à celles qui se montrent à la fin de l'accouchement ou au moment de l'expulsion placentaire, se font sentir par intermittence et avec une intensité de plus en plus grande jusqu'au moment de l'apparition du sang menstruel. Dans la dysménorrhée *congestive*, les douleurs s'amendent d'une façon notable, souvent même immédiatement, dès que l'écoulement, toujours très abondant, s'effectue. Dans la dysménorrhée *mécanique*, ces troubles sont encore plus considérables, et les douleurs plus violentes, mais ces phénomènes ne se montrent qu'à l'époque de l'excrétion sanguine ; entre deux flux menstruels, la femme ne ressent que peu de gêne. Les règles ont de la difficulté pour paraître, le sang ne vient que lentement et en petite quantité et c'est pendant cet écoulement que les souffrances sont atroces ; ces douleurs reviennent à chaque époque nouvelle. Dans la dysménorrhée *nerveuse* qui s'observe surtout chez les hystériques, les symptômes généraux sont surtout accusés et les douleurs, accentuées et régulières, se font sentir jusqu'à l'apparition du flux cataménial, il est à remarquer que cet écoulement peut s'arrêter brusquement, et qu'après cette suppression, les douleurs réapparaissent aussitôt.

Dans tous ces cas, le sang qui s'écoule après ou pendant la crise dysménorrhéique est variable comme quantité et comme aspect, selon la nature même de la dysménorrhée ; chez quelques femmes, quelques gouttes de sang pâle ou rose à peine suffisantes pour tacher le linge, apparaissent à la vulve ; c'est presque de l'aménorrhée et cet écoulement n'a lieu que pendant quelques heures seulement. Chez d'autres, le flux sanguin est considérable ; pendant cinq ou six jours, souvent davantage, il existe une véritable perte de sang, quelquefois rouge, quelquefois noirâtre, épais, visqueuxe t renfermant des caillots volumineux, caillots qui, presque toujours se forment dans le vagin par suite de la stagnation sanguine en cet endroit, dans la dysménorrhée mécanique les caillots sont, au contraires, petits, grenus déchiquetés et en grande quantité.

A côté de ces trois espèces de dysménorrhée, on en rencontre une quatrième, la dysménorrhée *membraneuse,* caractérisée par l'expulsion de la muqueuse utérine qui s'évacue sous forme de lambeaux ou de membranes, d'où son nom. Comme dans les cas précédents, les douleurs sont extrêmes, d'une violence parfois atroce et peuvent se prolonger pendant de longues périodes ; parfois cette crise dysménorrhéique peut être prise pour un avortement, tant elle y ressemble soit par la souffrance, soit par les contractions, soit par l'aspect des membranes expulsées. Cette dernière forme est la plus pénible et la plus rebelle ; elle est plus rare que les formes précédentes.

La marche et la durée de la dysménorrhée sont variables, comme les causes qui la font naître. Le terrain sur lequel évolue l'affection est, comme dans l'aménorrhée, important à considérer ; plus le terrain, c'est-à-dire l'organisme, sera faible, malingre et chétif, ou lymphatique, adipeux et sanguin, moins il offrira de résistance ; les maladies constitutionnelles ou héréditaires, les diathèses, l'alcoolisme, la tuberculose et les cachexies nombreuses qui peuvent altérer la vitalité, l'obésité, les fausses couches, les grossesses répétées, etc., sont des facteurs puissants de l'aggravation de cette menstruation difficile ; d'autre part, l'âge n'est pas sans influence sur la marche et la durée de cette affection et c'est tantôt aux premières menstruations, tantôt pendant le cours moyen de la vie génitale, qu'elle apparaît de préférence, surtout dans les cas de dysménorrhées nerveuse et congestive. Au point de vue curatif, ce détail à son importance, Si les dysménorrhées nerveuse et congestive ne sont pas, par elles-mêmes, d'un pronostic fâcheux et si leur guérison est chose normale dans la plupart des cas, ce pronostic s'assombrit quand c'est aux causes purement mécaniques qu'est due cette irrégularité menstruelle; de la nature même de la cause dépend la gravité du mal. Il en est de même avec la dysménorrhée membraneuse qui est souvent bénigne et peut guérir après une grossesse à évolution normale ou qui récidive à chaque période menstruelle en déterminant, trop souvent, une stérilité complète.

Dans tous ces cas, la ménopause, ou cessation physiologique du flux menstruel, met un terme à la dysménorrhée.

Il va de soi que le traitement varie avec la forme de la maladie. En principe, dès que des troubles douloureux se manifestent au moment des règles, c'est à l'homme de l'art seul que l'on devra avoir recours ; d'ailleurs le traitement de la dysménorrhée mécanique et membraneuse pour être curatif doit être chirurgical.

Dans la dysménorrhée nerveuse, c'est à l'état général d'abord et à l'excitation nerveuse ensuite, que l'on devra apporter une médication rationnelle et efficace. Comme dans l'aménorrhée, la vie au grand air, le soleil, les sports légers, les exercices corporels et l'hydrothérapie seront utiles; les toniques, les fortifiants, une nourriture saine et abondante, les amers, les ferrugineux, les préparations arsenicales, etc., sont indiquées et c'est au vin de Mariani, au peptonate de fer, de Robin, ou au pepto-fer Jaillet, à l'arsycodile ferrugineux, de Leprince, que l'on devra avoir recours de préférence. L'état nerveux sera combattu par le chloral à la dose de un ou deux grammes par jour, par le valérianate d'ammoniaque, par le bromure de potassium, par l'assa-fœtida, etc. Les crises dysménorrhéiques seront calmées par les grands bains tièdes ou chauds, par les lavements opiacés, par les injections narcotiques ou boriquées, par les grands cataplasmes sur le ventre, par les frictions abdominales avec l'huile belladonée, laudanisée, térébenthinée, le baume tranquille, la pommade opiacée ou autres lininents narcotiques; le sirop de morphine, additionné d'eau de laurier-cerise ou d'eau de fleurs d'oranger, sera d'une précieuse ressource pour calmer les douleurs trop aiguës. L'élixir de Virginie rendra également de bons services.

Enfin, souvent une grossesse sera un traitement physiologique très opportun.

Dans la dysménorrhée *congestive*, une nourriture légère, le repos, les injections vaginales chaudes et opiacées, les sangsues ou les scarifications à l'anus ou aux cuisses, les lavements émollients et des petits purgatifs légers et fréquents, telles les pilules de *Cascarine* du docteur Leprince, seront des moyens très efficaces pour combattre la pléthore ; entre les époques cataméniales, ce régime devra être suivi sévèrement et avec régularité. A l'approche des règles, et pendant leur écoulement, surtout si la perte est habituellement abondante, on gardera le repos au lit, la tête un peu basse et le bassin élevé ; on évitera les émotions vives ou les excitations génésiques. Localement on aura recours aux mêmes moyens que nous avons indiqués pour la dysménorrhée nerveuse.

Dans tous les cas, il s'agit d'affection de longue durée.

La **Ménorrhagie** est l'excès en durée et en quantité de l'écoulement menstruel ; elle diffère de la métrorrhagie utérine en ce que celle-ci se produit à intervalles irréguliers. Les hémorrhagies utérines peuvent se montrer soit pendant la vacuité de l'utérus, soit pendant la grossesse, soit après un avortement, c'est à l'écoulement menstruel abondant, pendant la vacuité de l'utérus, que doit être réservé le nom de ménorrhagie.

Les ménorrhagies sont *idiopathiques* ou *symptomatiques*.

Dans le premier cas, un écoulement très abondant se manifeste à l'apparition ou pendant le cours normal des règles ; il peut même survenir des pertes qui durent deux ou trois semaines en ne laissant qu'un intervalle de quelques jours entre deux périodes cataméniales consécutives ; ces hémorrhagies s'accompagnent de troubles locaux ou généraux, de gène plus ou moins marquée dans le bas-ventre, dans les aines, dans les cuisses, de lassitude corporelle, de fatigues lombaires et quand elles se produisent avec fréquence et régularité, ou rencontre un affaiblissement et un délabrement complet. Il n'existe aucune affection dans cette forme de ménorrhagie, de l'utérus ou des organes voisins.

Dans le second cas, l'hémorrhagie utérine est *symptomatique* et dépend d'une maladie locale de l'utérus, (congestion utérine, ulcération du col, fongosités, polypes, corps fibreux, ramollissement du parenchyme utérin ou cancers) ou d'une maladie générale et dyscrasique (scorbut purpura, ictère grave, mal de Brigth, intoxication, maladies du cœur, du foie, des reins, anémie, chlòro-anémie, tuberculose, cachexie, etc). Ce sont les cas les plus nombreux.

Les ménorrhagies et les **Métrorrhagies** s'observent à toutes les périodes de la vie génitale, mais c'est surtout aux approches de la ménopause qu'elles se rencontrent avec le plus de fréquence, en dehors des cas de grossesse ou d'avortements. Elles se constatent de préférence chez les femmes qui ont eu pendant leur vie des menstrues abondantes, chez les multipares ou chez celles qui ont été débilitées par des accouchements laborieux ; on les observe également chez les femmes dont l'utérus est irrité, excité et dont cette excitabilité est souvent mise en éveil. Les contusions, les chocs, les traumatismes du bas-ventre ou de l'utérus peuvent aussi déterminer ces hémorrhagies.

Quelles que soient la nature et la cause de la métrorrhagie dès qu'une perte abondante vient à se produire, il est de toute nécessité de consulter un médecin, car du diagnostic posé dépendent et le pronostic et le traitement.

Quand l'hémorrhagie est provoquée par un traumatisme, par une blessure intéressant l'utérus, par des lésions organiques, par une grossesse, par une fausse couche ou par un avortement, par des tumeurs fibreuses et cancéreuses, ou par des affections générales ou locales des parties annexées à l'utérus, l'issue de l'accident, quoique grave souvent et même parfois mortel peut ne pas être désespéré et c'est à l'homme de l'art qu'il faut s'adresser immédiatement car de la promptitude des secours dépend le résultat ; d'ailleurs, dans ces cas de métrorrhagies symptomatiques c'est généralement à une intervention chirurgicale que l'on doit se résoudre et plus cette intervention sera hâtive, plus elle aura de chance de succès.

Quand la métrorrhagie dépend de la ménopause, de l'état fluxionnaire de l'utérus, de la distension vasculaire de cet organe, quand, en un mot, c'est une véritable *ménorrhagie* qui est en jeu, la malade éprouve les symptômes de la congestion locale et la perte paraît ensuite. La douleur, la tension, la pesanteur dans la matrice et dans les organes génitaux externes, le sentiment de plénitude dans le bassin, les douleurs lombaires avec irradiation dans les aines, dans les cuisses, et dans le petit bassin ; la face vultueuse et turgescente, de la courbature, des vertiges, des éblouissements, des bouffées de chaleur, des frissons plus ou moins répétés, et quelquefois des phénomènes d'excitation nerveuse, sont les signes habituels que l'on rencontre le plus souvent chez les femmes pléthoriques, surtout vers l'époque du retour d'âge aux approches d'une perte cataméniale hémorrhagique. Le tube digestif est lui-même souvent malade. Le flux menstruel, surtout quand il est assez abondant, amende généralement, en peu de temps, tous ces troubles ; néanmoins, entre deux intervalles périodiques, réguliers ou irréguliers, ces signes de *fluxion utérine* reparaissent avec une intensité plus ou moins marquée jusqu'à la cessation complète de la menstruation.

La perte peut être très abondante, durer longtemps, se renouveler avec fréquence, mais il est rare qu'elle soit fatale. Quand elle se représente à des intervalles rapprochés, quand elle dure pendant plusieurs jours, souvent même pendant une ou deux semaines et parfois davantage, l'état général de la malade se ressent de cette diplétion sanguine, la faiblesse peut être extrême et c'est une complication à redouter.

C'est donc contre ces deux états qu'il faut agir, contre la perte et contre l'anémie consécutive.

Au moment de la perte et pendant tout le temps qu'elle dure avec abondance, le repos au lit d'une façon *absolue* s'impose ; la femme se couchera dans le décubitus dorsal, les épaules très basses, les jambes fléchies sur les cuisses et les cuisses fléchies sur le bassin. L'air de la chambre devra être très frais et la ventilation largement entretenue ; la malade ne sera gênée par aucuns liens, vêtements ou draps inopportuns ; modérément couverte, elle aura les bras libres. Des ventouses sèches en grand nombre seront posées sur le thorax, sur le dos, sur les lombes et sur les flancs ; les organes génitaux seront détergés avec de l'eau glacée et une vessie remplie de glace ou d'eau très froide sera appliquée sur le bas-ventre. Des sinapismes, en grand nombre, seront mis aux jambes et aux cuisses, et on entourera les poignets, les mains, voire même les pieds, avec des linges chauds ou de la ouate sinapisée. En un mot on fera une dérivation générale et active. Des injections vaginales avec de l'eau *très chaude, presque bouillante,* seront faites au moyen d'un irrigateur ou d'un injecteur ; ces injections seront abondantes et fréquemment répétées. On pourra avoir recours aussi aux sangsues à l'anus, à la saignée du pied ou aux ligatures élastiques posées à la racine des cuisses et des bras ; en attendant l'arrivée du médecin, dans le cas où la ménorrhagie persisterait avec autant d'abondance, après les douches vaginales, on essayera de combattre et d'arrêter cette perte avec des gros tampons de ouate ou de gaze introduits dans le vagin. Le médecin prescrira les moyens internes à employer ; néanmoins on peut administrer l'ergot de seigle à la dose de *un* gramme à *quatre* grammes dans l'espace de cinq à six heures ou *dix gouttes de perchlorure de fer* dans un verre d'eau toutes les *quatre heures*.

Quand ces ménorrhagies se succèdent à chaque époque, comme cela existe surtout aux approches de la ménopause chez un grand nombre de femmes, par un traitement *préventif*, on tâchera d'éviter les accidents hémorrhagiques. Tout d'abord, c'est aux révulsifs et aux dérivatifs que l'on devra s'adresser. Les purgatifs répétés, l'hydrothérapie, l'exercice corporel, les distractions, seront mis en usage ; les ventouses thoraciques, les sangsues à l'anus, un régime alimentaire régulier et léger seront, quand la femme est pléthorique, d'un bon adjuvant ; en cas de faiblesse générale, d'anémie et de dépérissement, on relèvera les forces de la malade en augmentant la plasticité du sang et en fortifiant sa constitution.

Après une perte abondante, il sera de toute nécessité de remonter l'organisme, et c'est aux amers, aux toniques, aux stimulants généreux et régénérateurs que l'on devra s'adresser ; la médication martiale ou arsenicale sera, ici, la thérapeutique de choix et, comme on l'a déjà vu, le pepto-fer Jaillet, le peptonate de fer Robin, l'arsycodile ferrugineux de Leprince, l'hémoglobine et les glycérophosphates de fer, de soude ou de chaux donneront de bons résultats ; les vins légers, blancs ou rouges, stimuleront l'estomac et quand ces vins ne seront pas tolérés par la malade, à cause du mauvais état et de la sensibilité des voies digestives, c'est aux vins de Champagne que l'on aura recours ; dans ce dernier cas, on saura que tous les vins mousseux de la Champagne ne sont pas également propices aux malades dont les fonctions digestives sont altérées par suite d'anémie ou de chloro-anémie ; on devra s'adresser de préférence *aux vins de Champagne des convalescents*, de la maison Mercier, d'Epernay, reconnus depuis longtemps déjà comme étant d'une digestibilité remarquable et se laissant boire agréablement sans troubler, directement ou indirectement, les organes dépendant du tube digestif. Comme adjuvant à cette médication, les eaux minérales *alcalines*, intra et extra seront indiquées toutes les fois que faire se pourra, ainsi que le régime lacté mixte.

Enfin à côté de ces troubles divers, qui ont pour cause les irrégularités du flux cataménial, il convient de placer les hématocèles péri-utérines et extra-péritonéales, affections dont la gravité est extrême.

L'**Hématocèle** est une collection sanguine qui siège dans l'excavation pulvienne aux environs de l'utérus ; cette localisation est en dedans ou en dehors du péritoine. Le sang, ainsi collecté, peut provenir : 1° de l'ovaire ; 2° de la trompe ; 3° de l'utérus ; 4° de la rupture des veines, variqueuses ou non, du plexus utéro-ovarien ; 5° de la rupture d'une grosse veine extra-utérine ; 6° de la rupture tubaire d'une grossesse extra-utérine. Quelle que soit la cause de l'hématocèle, l'état de le patiente est grave, et la présence immédiate d'un médecin s'impose. La maladie, après quelques irrégularités menstruelles ou affections utérines, s'annonce brusquement par des frissons, de la fièvre, avec des douleurs abdominales vives rappelant celle de la péritonite ; il existe du ténesme vésical et anal ; le ventre est ballonné, sensible à la moindre pression, il survient rapidement des nausées, des vomissements, la face pâlit, se tire, se grippe, les yeux se cernent comme après une perte abondante ; au bout de quelques heures ou de un ou deux jours, la bosse sanguine peut se reconnaître par la palpation abdominale ou par le double toucher rectal et vaginal. Quand la mort ne termine pas brusquement cette scène, la tumeur diminue, le sang se résorbe ou la supprimation s'établit en donnant lieu à des accidents très graves.

Dès le début de l'hématocèle, c'est à l'art médical et chirurgical souvent, que l'on doit immédiatement avoir recours ; de la promptitude du secours dépend l'issue favorable ou fatale de cette grave et dangereuse affection.

Dans l'**Hématocèle extra-péritonéale**, les symptômes sont les mêmes, mais moins aigus et moins rapides que dans la maladie précédente ; le siège de l'épanchement sanguin diffère, et le pronostic est moins grave ; ici encore, c'est aux secours de l'art que l'on devra s'adresser sans perdre un temps précieux en tergiversations inutiles, parfois fatales et toujours funestes pour la malade.

Chez une femme mal réglée, souffrant de l'ovaire ou de la matrice, pâle et languissante, dès que les accidents locaux et génitaux que nous venons de décrire se présentent, il faut penser à l'hémorrhagie intra ou extra-péritonéales ; c'est, nous le répétons, une affection des plus dangereuses dont on guérit souvent, mais dont on meurt quelquefois. Les récidives peuvent s'effectuer et rendre le pronostic encore plus lugubre.

. . . .
. . . .

Tels sont, d'une façon générale et sommaire, les accidents que l'on peut rencontrer dans l'évolution du flux menstruel, normale et anormale. Si quelques femmes ont l'heureux privilège de parcourir leur vie génitale sans troubles et sans douleurs, elles peuvent se considérer comme extrêmement favorisée du sort; elles sont rares. Mais, s'il est des accidents que l'on ne peut prévoir, il en est d'autres, et ils sont multiples, que l'on peut et que l'on doit éviter en suivant les règles d'hygiène propres à l'organisation féminine. Ce sont ces préceptes que nous avons indiqués et que nous engageons toutes les femmes à suivre si elles veulent savoir *comment elles peuvent se défendre contre les accidents de la menstruation*.

C'est en sachant éviter le mal que l'on se soustrait à la maladie.

Jeugny (Aube), janvier 1904.

La suite de cette étude a pour titre : « *Comment on défend les Femmes contre les accidents de la Ménopause.* »

TABLE DES MATIÈRES

Le Mans. — Association ouvrière, 5, rue du Porc-Epic.

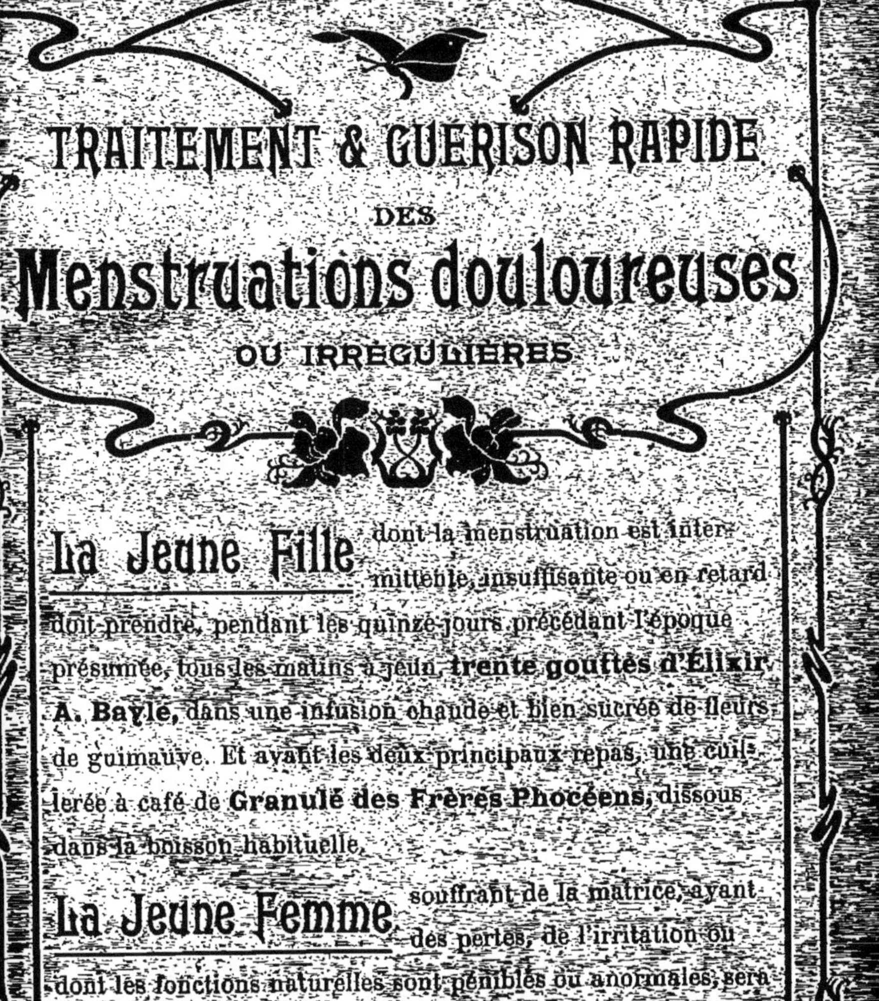
TRAITEMENT & GUERISON RAPIDE
DES
Menstruations douloureuses
OU IRRÉGULIÈRES

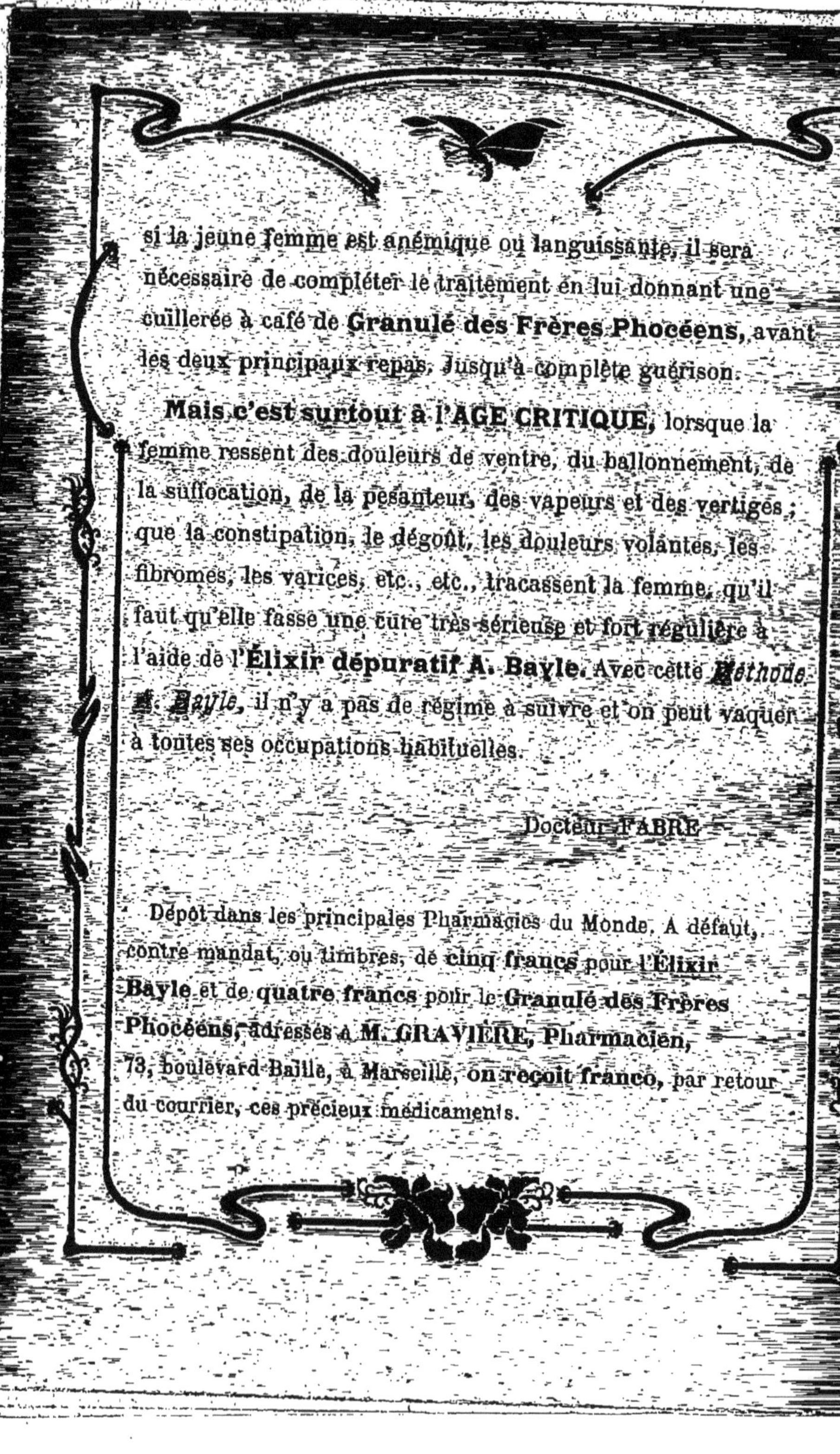

si la jeune femme est anémique ou languissante, il sera nécessaire de compléter le traitement en lui donnant une cuillerée à café de **Granulé des Frères Phocéens,** avant les deux principaux repas, jusqu'à complète guérison.

Mais c'est surtout à l'AGE CRITIQUE, lorsque la femme ressent des douleurs de ventre, du ballonnement, de la suffocation, de la pesanteur, des vapeurs et des vertiges ; que la constipation, le dégoût, les douleurs volantes, les fibromes, les varices, etc., etc., tracassent la femme, qu'il faut qu'elle fasse une cure très sérieuse et fort régulière à l'aide de l'**Élixir dépuratif A. Bayle.** Avec cette *Méthode A. Bayle,* il n'y a pas de régime à suivre et on peut vaquer à toutes ses occupations habituelles.

Docteur FABRE

Dépôt dans les principales Pharmacies du Monde. A défaut, contre mandat, ou timbres, de **cinq francs** pour l'**Élixir Bayle** et de **quatre francs** pour le **Granulé des Frères Phocéens,** adressés à **M. GRAVIÈRE, Pharmacien,** 73, boulevard Baille, à Marseille, **on reçoit franco,** par retour du courrier, ces précieux médicaments.

CHEMIN DE FER D'ORLÉANS

Publications

éditées par les soins de la Compagnie d'Orléans et mises en vente dans ses gares

Le Livret-Guide illustré de la Compagnie d'Orléans (NOTICES, VUES, TARIFS, HORAIRES) est mis en vente, au prix de **30** centimes.

1° à PARIS : dans les Bureaux de quartier et dans les gares d'Austerlitz, Pont Saint-Michel, Quai d'Orsay, Luxembourg, Port-Royal et Denfert;

2° en PROVINCE : dans les gares et principales stations.

Les publications ci-après, éditées par les soins de la Compagnie d'Orléans, sont mises en vente dans toutes les bibliothèques des gares de son réseau au prix de **25** c. :

LE CANTAL; — **LE BERRY** (au pays de George Sand); — **DE LA LOIRE AUX PYRÉNÉES**; — **LA BRETAGNE**; — **LA TOURAINE**; — **LES GORGES DU TARN**; — **POITOU-ANGOUMOIS.**

LA FRANCE EN CHEMIN DE FER (Itinéraires géographiques)

DE PARIS A TOURS; — **DE TOURS A NANTES**; — **DE NANTES A LANDERNEAU**, et embranchements; — **D'ORLÉANS A LIMOGES**; — **DE LIMOGES A CLERMONT-FERRAND**, avec embranchement de Laqueuille à La Bourboule et au Mont-Dore; — **DE SAINT-DENIS-PRÈS-MARTEL A ARVANT**, ligne du Cantal; — **DE TOURS A ANGOULÊME**; — **D'ANGOULÊME A BORDEAUX.**

Premières livraisons d'une collection qui sera continuée.

Pour recevoir franco ces publications, ajouter à la lettre de demande **0** fr. **60** pour le **Livret-Guide**, **0** fr. **35** pour chacune des autres brochures et **0** fr. **30** pour chacun des itinéraires géographiques.

La Compagnie d'Orléans a organisé dans le grand hall de la gare de Paris-Quai d'Orsay une Exposition permanente d'environ 1.600 vues artistiques (peintures, eaux-fortes, lithographies, photographies), représentant les sites, monuments et villes, des régions desservies par son réseau.

SAISON 1904

CHEMIN DE FER D'ORLÉANS

BAINS DE MER EN BRETAGNE

BILLETS D'ALLER ET RETOUR A PRIX RÉDUITS

Valables pendant 33 jours.

Pendant la saison des Bains de mer, du **Samedi, veille de la Fête des Rameaux, au 31 Octobre**, il est délivré, à toutes les gares du réseau, des *Billets Aller et Retour* de toutes classes, **à prix réduits**, pour les stations balnéaires ci-après :

SAINT-NAZAIRE.
PORNICHET (Sainte-Marguerite).
ESCOUBLAC-LA-BAULE.
LE POULIGUEN.
BATZ.
LE CROISIC.
GUÉRANDE.
VANNES (Port-Navalo, St-Gildas-de-Ruis).
PLOUHARNEL-CARNAC.
SAINT-PIERRE-QUIBERON.
QUIBERON (Le Palais-Belle-Ile-en-Mer).
LORIENT (Port-Louis, Larmor).
QUIMPERLÉ (Le Pouldu).
CONCARNEAU.
QUIMPER (Bénodet, Beg-Meil, Fouesnant).
PONT-L'ABBÉ (Langoz, Loctudy).
DOUARNENEZ.
CHATEAULIN (Pentrey, Crozon, Morgat).

La Compagnie d'Orléans a organisé, dans le grand hall de la gare de Paris-Quai-d'Orsay, une Exposition permanente d'environ 1.600 vues artistiques (peintures, eaux-fortes, lithographies, photographies), représentant les sites, monuments et villes, des régions desservies par son réseau.

www.ingramcontent.com/pod-product-compliance
Ingram Content Group UK Ltd.
Pitfield, Milton Keynes, MK11 3LW, UK
UKHW022132260726
13993UKWH00003B/1395

9 782019 997816